Un mot de l'auteur

« Ce carnet vous appartient, **il vous accompagnera pendant 3 mois** et vous aidera dans la prise en main de votre santé au jour le jour.
- Mesure de la pression artérielle
- Suivi des activités physiques et/ou sportives
- Suivi de l'alimentation

Aussi, nous vous recommandons de toujours rechercher l'avis de votre médecin traitant ou tout autre médecin spécialiste avant de prendre une décision en rapport avec votre santé.

Ce carnet à été conçu principalement avec l'objectif de vous aider à suivre les prises de mesures de votre pression artérielle, et ceci sur 3 mois consécutifs.
*A noter :
Lorsqu'il s'agit de mesurer la pression artérielle, ce carnet prend en compte la préconisation de la *Fédération Française de Cardiologie en ce qui concerne la période et le nombre de relevés qui doit être réalisé et ceci en phase avec la surveillance d'une éventuelle hypertension. Selon la Fédération Française de Cardiologie, la cible à atteindre est de 135/85 en automesure tensionnelle.*
Il vous suffira de vous munir d'un tensiomètre à brassière de préférence et de suivre la règle de 3 :

- _Respectez la règle de 3 lors de l'automesure_
- 3 mesures consécutives le matin avant le petit-déjeuner
- 3 mesures consécutives le soir entre le dîner et le coucher
- 3 premiers jours du mois (par exemple) et pendant
- 3 mois consécutifs.

Chaque mois, à la fin du 3ème jour d'automesure, faire la moyenne systolique en additionnant tous vos relevés systolique puis diviser le résultat obtenu par 18, idem pour obtenir la moyenne diastolique.

Votre carnet va aussi vous aider à suivre quotidiennement vos activités physiques (marche, jardinage etc) et/ou sportives (natation, fitness etc) que vous pratiquez ainsi que votre alimentation.

Également, nous avons réservé des pages blanches dans ce carnet. Pensez à noter vos remarques, vos recettes, votre liste de courses, les médicaments que vous prenez et/ou toutes informations nécessaires et utiles qui pourront aider votre médecin dans la prise de décision en rapport avec votre santé.

Nous sommes heureux que vous aillez ce carnet entre les mains, ce qui prouve que vous êtes sur la bonne voie d'être acteur de votre santé.

Prenez soin de vous et bonne santé ! »

Jaymes PAGE Ed.
www.jaymespage.com

Sur les réseaux sociaux
www.pinterest.com/jaymespagepublications
www.instagram.com/jaymes_page_publishing
www.facebook.com/jaymespagepub
www.pinterest.com/jaymespagepublishing

Nom _____

Prénom _____

Adresse _____

_____

_____

Email _____

Tél/port _____

Mon état de Santé

Date _____/_____/20_____

Age _____ ans – Groupe sanguin _____

Poids actuel _____ kg – Maximal _____ kg

Taille _____,_____ mètres

Indice de masse corporelle (IMC) _____
Mesure du poids actuel (kg) / taille (m) x taille (m)
Surpoids si IMC supérieur à 25, obésité si IMC supérieur à 30

Tour de taille _____ cm
A mesurer avec un mètre de couture. La mesure se prend en position
debout entre les côtes basses et l'os du bassin.
Obésité abdominale si supérieur à 102 cm pour un homme

Ma pression artérielle chez le médecin

Date de la mesure de pression artérielle _____/_____/ 20_____

Pression Systolique (max.) _____

Pression Diastolique (minimale) _____

Pouls ou fréquence cardiaque _____ battements par minute

Remarque du médecin :

Médecin traitant

Docteur	
Adresse	
Téléphone	
Courriel	
Notes	

Médecin Spécialiste

Docteur	
Adresse	
Téléphone	
Courriel	
Notes	

Contacts en cas d'urgence

Nom/Prénom	Téléphone fixe ou portable

Notes

RELEVE D'AUTOMESURE DE LA PRESSION ARTÉRIELLE

Période de l'automesure de pression artérielle

Du ____/____/ 20____ au ____/____/ 20____

Jour 1 ____/____/ 20____

Heure	Bras	Systo/Diasto	Pouls	Notes/couleurs
Matin				
____h____	D / G	_____/_____	_____	
____h____	D / G	_____/_____	_____	
____h____	D / G	_____/_____	_____	
Soir				
____h____	D / G	_____/_____	_____	
____h____	D / G	_____/_____	_____	
____h____	D / G	_____/_____	_____	

Jour 2 ____/____/ 20____

Heure	Bras	Systo/Diasto	Pouls	Notes/couleurs
Matin				
____h____	D / G	_____/_____	_____	
____h____	D / G	_____/_____	_____	
____h____	D / G	_____/_____	_____	
Soir				
____h____	D / G	_____/_____	_____	
____h____	D / G	_____/_____	_____	
____h____	D / G	_____/_____	_____	

Jour 3 ____/____/ 20____

Heure	Bras	Systo/Diasto	Pouls	Notes/couleurs
Matin				
____h____	D / G	_____/_____	_____	
____h____	D / G	_____/_____	_____	
____h____	D / G	_____/_____	_____	
Soir				
____h____	D / G	_____/_____	_____	
____h____	D / G	_____/_____	_____	
____h____	D / G	_____/_____	_____	

Addition de toutes les mesures systolique puis divisé par 18, idem pour les diastolique

Moyenne Systolique _____   **Moyenne Diastolique**_____

Période de l'automesure de pression artérielle

Du _____/_____/ 20_____ au _____/_____/ 20_____

Jour 1 _____/_____/ 20_____

Heure	Bras	Systo/Diasto	Pouls	Notes/couleurs
Matin				
___h___	D / G	_____/_____	_____	
___h___	D / G	_____/_____	_____	
___h___	D / G	_____/_____	_____	
Soir				
___h___	D / G	_____/_____	_____	
___h___	D / G	_____/_____	_____	
___h___	D / G	_____/_____	_____	

Jour 2 _____/_____/ 20_____

Heure	Bras	Systo/Diasto	Pouls	Notes/couleurs
Matin				
___h___	D / G	_____/_____	_____	
___h___	D / G	_____/_____	_____	
___h___	D / G	_____/_____	_____	
Soir				
___h___	D / G	_____/_____	_____	
___h___	D / G	_____/_____	_____	
___h___	D / G	_____/_____	_____	

Jour 3 _____/_____/ 20_____

Heure	Bras	Systo/Diasto	Pouls	Notes/couleurs
Matin				
___h___	D / G	_____/_____	_____	
___h___	D / G	_____/_____	_____	
___h___	D / G	_____/_____	_____	
Soir				
___h___	D / G	_____/_____	_____	
___h___	D / G	_____/_____	_____	
___h___	D / G	_____/_____	_____	

Addition de toutes les mesures systolique puis divisé par 18, idem pour les diastolique

Moyenne Systolique _____   **Moyenne Diastolique_____**

Période de l'automesure de pression artérielle

Du ____/____/ 20___ au ____/____/ 20___

Jour 1 ____/____/ 20___

Heure	Bras	Systo/Diasto	Pouls	Notes/couleurs
Matin				
___h___	D / G	_____/_____	_____	
___h___	D / G	_____/_____	_____	
___h___	D / G	_____/_____	_____	
Soir				
___h___	D / G	_____/_____	_____	
___h___	D / G	_____/_____	_____	
___h___	D / G	_____/_____	_____	

Jour 2 ____/____/ 20___

Heure	Bras	Systo/Diasto	Pouls	Notes/couleurs
Matin				
___h___	D / G	_____/_____	_____	
___h___	D / G	_____/_____	_____	
___h___	D / G	_____/_____	_____	
Soir				
___h___	D / G	_____/_____	_____	
___h___	D / G	_____/_____	_____	
___h___	D / G	_____/_____	_____	

Jour 3 ____/____/ 20___

Heure	Bras	Systo/Diasto	Pouls	Notes/couleurs
Matin				
___h___	D / G	_____/_____	_____	
___h___	D / G	_____/_____	_____	
___h___	D / G	_____/_____	_____	
Soir				
___h___	D / G	_____/_____	_____	
___h___	D / G	_____/_____	_____	
___h___	D / G	_____/_____	_____	

Addition de toutes les mesures systolique puis divisé par 18, idem pour les diastolique

Moyenne Systolique _____   **Moyenne Diastolique_____**

SUIVI

ACTIVITES PHYSIQUES
ALIMENTATION
-
MOIS 1

Jour 1 _____/_____/ 20___

Heure	Activités Physiques ou Sportives	Temps	Km

Heure	Alimentation
	Petit-déjeuner
	En-cas
	Déjeuner
	Goûter
	Dîner

Jour 2

_____/_____/ 20_____

Heure	Activités Physiques ou Sportives	Temps	Km

Heure	Alimentation
	Petit-déjeuner
	En-cas
	Déjeuner
	Goûter
	Dîner

Jour 3 _____ / _____ / 20_____

Heure	Activités Physiques ou Sportives	Temps	Km

Heure	Alimentation
	Petit-déjeuner
	En-cas
	Déjeuner
	Goûter
	Dîner

Jour 4 _____/_____/ 20_____

Heure	Activités Physiques ou Sportives	Temps	Km

Heure	Alimentation
	Petit-déjeuner
	En-cas
	Déjeuner
	Goûter
	Dîner

Jour 5 _____/_____/ 20____

Heure	Activités Physiques ou Sportives	Temps	Km

Heure	Alimentation
	Petit-déjeuner
	En-cas
	Déjeuner
	Goûter
	Dîner

Jour 6 _____/_____/ 20_____

Heure	Activités Physiques ou Sportives	Temps	Km

Heure	Alimentation
	Petit-déjeuner
	En-cas
	Déjeuner
	Goûter
	Dîner

Jour 7 _____/_____/ 20____

Heure	Activités Physiques ou Sportives	Temps	Km

Heure	Alimentation
	Petit-déjeuner
	En-cas
	Déjeuner
	Goûter
	Dîner

Jour 8 _____ / _____ / 20 _____

Heure	Activités Physiques ou Sportives	Temps	Km

Heure	Alimentation
	Petit-déjeuner
	En-cas
	Déjeuner
	Goûter
	Dîner

Jour 9 _____/_____/ 20_____

Heure	Activités Physiques ou Sportives	Temps	Km

Heure	Alimentation
	Petit-déjeuner
	En-cas
	Déjeuner
	Goûter
	Dîner

Jour 10 _____/_____/ 20____

Heure	Activités Physiques ou Sportives	Temps	Km

Heure	Alimentation
	Petit-déjeuner
	En-cas
	Déjeuner
	Goûter
	Dîner

Jour 11 _____/_____/ 20____

Heure	Activités Physiques ou Sportives	Temps	Km

Heure	Alimentation
	Petit-déjeuner
	En-cas
	Déjeuner
	Goûter
	Dîner

Jour 12 _____ / _____ / 20_____

Heure	Activités Physiques ou Sportives	Temps	Km

Heure	Alimentation
	Petit-déjeuner
	En-cas
	Déjeuner
	Goûter
	Dîner

Jour 13 _____/_____/ 20____

Heure	Activités Physiques ou Sportives	Temps	Km

Heure	Alimentation
	Petit-déjeuner
	En-cas
	Déjeuner
	Goûter
	Dîner

Jour 14 _____/_____/ 20___

Heure	Activités Physiques ou Sportives	Temps	Km

Heure	Alimentation
	Petit-déjeuner
	En-cas
	Déjeuner
	Goûter
	Dîner

Jour 15 _____/_____/ 20___

Heure	Activités Physiques ou Sportives	Temps	Km

Heure	Alimentation
	Petit-déjeuner
	En-cas
	Déjeuner
	Goûter
	Dîner

Jour 16 _____/_____/ 20___

Heure	Activités Physiques ou Sportives	Temps	Km

Heure	Alimentation
	Petit-déjeuner
	En-cas
	Déjeuner
	Goûter
	Dîner

Jour 17 _____/_____/ 20____

Heure	Activités Physiques ou Sportives	Temps	Km

Heure	Alimentation
	Petit-déjeuner
	En-cas
	Déjeuner
	Goûter
	Dîner

Jour 18 _____/_____/ 20___

Heure	Activités Physiques ou Sportives	Temps	Km

Heure	Alimentation
	Petit-déjeuner
	En-cas
	Déjeuner
	Goûter
	Dîner

Jour 19 _____/_____/ 20_____

Heure	Activités Physiques ou Sportives	Temps	Km

Heure	Alimentation
	Petit-déjeuner
	En-cas
	Déjeuner
	Goûter
	Dîner

Jour 20 _____/_____/ 20____

Heure	Activités Physiques ou Sportives	Temps	Km

Heure	Alimentation
	Petit-déjeuner
	En-cas
	Déjeuner
	Goûter
	Dîner

Jour 21 _____ / _____ / 20____

Heure	Activités Physiques ou Sportives	Temps	Km

Heure	Alimentation
	Petit-déjeuner
	En-cas
	Déjeuner
	Goûter
	Dîner

Jour 22 _____/_____/ 20____

Heure	Activités Physiques ou Sportives	Temps	Km

Heure	Alimentation
	Petit-déjeuner
	En-cas
	Déjeuner
	Goûter
	Dîner

Jour 23 _____/_____/ 20_____

Heure	Activités Physiques ou Sportives	Temps	Km

Heure	Alimentation
	Petit-déjeuner
	En-cas
	Déjeuner
	Goûter
	Dîner

Jour 24 _____/_____/ 20_____

Heure	Activités Physiques ou Sportives	Temps	Km

Heure	Alimentation
	Petit-déjeuner
	En-cas
	Déjeuner
	Goûter
	Dîner

Jour 25 ____/____/ 20___

Heure	Activités Physiques ou Sportives	Temps	Km

Heure	Alimentation
	Petit-déjeuner
	En-cas
	Déjeuner
	Goûter
	Dîner

Jour 26 _____/_____/ 20___

Heure	Activités Physiques ou Sportives	Temps	Km

Heure	Alimentation
	Petit-déjeuner
	En-cas
	Déjeuner
	Goûter
	Dîner

Jour 27 _____/_____/ 20____

Heure	Activités Physiques ou Sportives	Temps	Km

Heure	Alimentation
	Petit-déjeuner
	En-cas
	Déjeuner
	Goûter
	Dîner

Jour 28 _____/_____/ 20_____

Heure	Activités Physiques ou Sportives	Temps	Km

Heure	Alimentation
	Petit-déjeuner
	En-cas
	Déjeuner
	Goûter
	Dîner

Jour 29 _____/_____/ 20_____

Heure	Activités Physiques ou Sportives	Temps	Km

Heure	Alimentation
	Petit-déjeuner
	En-cas
	Déjeuner
	Goûter
	Dîner

Jour 30 _____/_____/ 20____

Heure	Activités Physiques ou Sportives	Temps	Km

Heure	Alimentation
	Petit-déjeuner
	En-cas
	Déjeuner
	Goûter
	Dîner

Jour 31 _____/_____/ 20____

Heure	Activités Physiques ou Sportives	Temps	Km

Heure	Alimentation
	Petit-déjeuner
	En-cas
	Déjeuner
	Goûter
	Dîner

SUIVI

ACTIVITES PHYSIQUES
ALIMENTATION
-
MOIS 2

Jour 1 _____/_____/ 20____

Heure	Activités Physiques ou Sportives	Temps	Km

Heure	Alimentation
	Petit-déjeuner
	En-cas
	Déjeuner
	Goûter
	Dîner

Jour 2

____ / ____ / 20____

Heure	Activités Physiques ou Sportives	Temps	Km

Heure	Alimentation
	Petit-déjeuner
	En-cas
	Déjeuner
	Goûter
	Dîner

Jour 3 _____/_____/ 20____

Heure	Activités Physiques ou Sportives	Temps	Km

Heure	Alimentation
	Petit-déjeuner
	En-cas
	Déjeuner
	Goûter
	Dîner

Jour 4 _____/_____/ 20___

Heure	Activités Physiques ou Sportives	Temps	Km

Heure	Alimentation
	Petit-déjeuner
	En-cas
	Déjeuner
	Goûter
	Dîner

Jour 5 _____/_____/ 20____

Heure	Activités Physiques ou Sportives	Temps	Km

Heure	Alimentation
	Petit-déjeuner
	En-cas
	Déjeuner
	Goûter
	Dîner

Jour 6 _____/_____/ 20____

Heure	Activités Physiques ou Sportives	Temps	Km

Heure	Alimentation
	Petit-déjeuner
	En-cas
	Déjeuner
	Goûter
	Dîner

Jour 7 _____/_____/ 20___

Heure	Activités Physiques ou Sportives	Temps	Km

Heure	Alimentation
	Petit-déjeuner
	En-cas
	Déjeuner
	Goûter
	Dîner

Jour 8 _____/ _____/ 20____

Heure	Activités Physiques ou Sportives	Temps	Km

Heure	Alimentation
	Petit-déjeuner
	En-cas
	Déjeuner
	Goûter
	Dîner

Jour 9 _____/_____/ 20___

Heure	Activités Physiques ou Sportives	Temps	Km

Heure	Alimentation
	Petit-déjeuner
	En-cas
	Déjeuner
	Goûter
	Dîner

Jour 10 ____/____/ 20____

Heure	Activités Physiques ou Sportives	Temps	Km

Heure	Alimentation
	Petit-déjeuner
	En-cas
	Déjeuner
	Goûter
	Dîner

Jour 11 _____ / _____ / 20_____

Heure	Activités Physiques ou Sportives	Temps	Km

Heure	Alimentation
	Petit-déjeuner
	En-cas
	Déjeuner
	Goûter
	Dîner

Jour 12 _____/_____/ 20____

Heure	Activités Physiques ou Sportives	Temps	Km

Heure	Alimentation
	Petit-déjeuner
	En-cas
	Déjeuner
	Goûter
	Dîner

Jour 13 _____/_____/ 20_____

Heure	Activités Physiques ou Sportives	Temps	Km

Heure	Alimentation
	Petit-déjeuner
	En-cas
	Déjeuner
	Goûter
	Dîner

Jour 14 _____/_____/ 20_____

Heure	Activités Physiques ou Sportives	Temps	Km

Heure	Alimentation
	Petit-déjeuner
	En-cas
	Déjeuner
	Goûter
	Dîner

Jour 15 _____/_____/ 20_____

Heure	Activités Physiques ou Sportives	Temps	Km

Heure	Alimentation
	Petit-déjeuner
	En-cas
	Déjeuner
	Goûter
	Dîner

Jour 16 _____/_____/ 20_____

Heure	Activités Physiques ou Sportives	Temps	Km

Heure	Alimentation
	Petit-déjeuner
	En-cas
	Déjeuner
	Goûter
	Dîner

Jour 17 _____/_____/ 20_____

Heure	Activités Physiques ou Sportives	Temps	Km

Heure	Alimentation
	Petit-déjeuner
	En-cas
	Déjeuner
	Goûter
	Dîner

Jour 18 ____/____/ 20____

Heure	Activités Physiques ou Sportives	Temps	Km

Heure	Alimentation
	Petit-déjeuner
	En-cas
	Déjeuner
	Goûter
	Dîner

Jour 19 _____/_____/ 20___

Heure	Activités Physiques ou Sportives	Temps	Km

Heure	Alimentation
	Petit-déjeuner
	En-cas
	Déjeuner
	Goûter
	Dîner

Jour 20 _____/_____/ 20____

Heure	Activités Physiques ou Sportives	Temps	Km

Heure	Alimentation
	Petit-déjeuner
	En-cas
	Déjeuner
	Goûter
	Dîner

Jour 21 _____/_____/ 20___

Heure	Activités Physiques ou Sportives	Temps	Km

Heure	Alimentation
	Petit-déjeuner
	En-cas
	Déjeuner
	Goûter
	Dîner

Jour 22 _____/_____/ 20_____

Heure	Activités Physiques ou Sportives	Temps	Km

Heure	Alimentation
	Petit-déjeuner
	En-cas
	Déjeuner
	Goûter
	Dîner

Jour 23 _____/_____/ 20____

Heure	Activités Physiques ou Sportives	Temps	Km

Heure	Alimentation
	Petit-déjeuner
	En-cas
	Déjeuner
	Goûter
	Dîner

Jour 24 _____/_____/ 20_____

Heure	Activités Physiques ou Sportives	Temps	Km

Heure	Alimentation
	Petit-déjeuner
	En-cas
	Déjeuner
	Goûter
	Dîner

Jour 25 _____/_____/ 20___

Heure	Activités Physiques ou Sportives	Temps	Km

Heure	Alimentation
	<u>Petit-déjeuner</u>
	<u>En-cas</u>
	<u>Déjeuner</u>
	<u>Goûter</u>
	<u>Dîner</u>

Jour 26 _____/_____/ 20____

Heure	Activités Physiques ou Sportives	Temps	Km

Heure	Alimentation
	Petit-déjeuner
	En-cas
	Déjeuner
	Goûter
	Dîner

Jour 27 _____ / _____ / 20_____

Heure	Activités Physiques ou Sportives	Temps	Km

Heure	Alimentation
	Petit-déjeuner
	En-cas
	Déjeuner
	Goûter
	Dîner

Jour 28 _____ / _____ / 20_____

Heure	Activités Physiques ou Sportives	Temps	Km

Heure	Alimentation
	Petit-déjeuner
	En-cas
	Déjeuner
	Goûter
	Dîner

Jour 29 ____/____/ 20___

Heure	Activités Physiques ou Sportives	Temps	Km

Heure	Alimentation
	Petit-déjeuner
	En-cas
	Déjeuner
	Goûter
	Dîner

Jour 30 _____/_____/ 20_____

Heure	Activités Physiques ou Sportives	Temps	Km

Heure	Alimentation
	Petit-déjeuner
	En-cas
	Déjeuner
	Goûter
	Dîner

Jour 31 _____ / _____ / 20_____

Heure	Activités Physiques ou Sportives	Temps	Km

Heure	Alimentation
	Petit-déjeuner
	En-cas
	Déjeuner
	Goûter
	Dîner

SUIVI
ACTIVITES PHYSIQUES
ET
ALIMENTATION
-
MOIS 3

Jour 1 _____/_____/ 20___

Heure	Activités Physiques ou Sportives	Temps	Km

Heure	Alimentation
	Petit-déjeuner
	En-cas
	Déjeuner
	Goûter
	Dîner

Jour 2
_____/_____/ 20_____

Heure	Activités Physiques ou Sportives	Temps	Km

Heure	Alimentation
	Petit-déjeuner
	En-cas
	Déjeuner
	Goûter
	Dîner

Jour 3 _____ / _____ / 20_____

Heure	Activités Physiques ou Sportives	Temps	Km

Heure	Alimentation
	Petit-déjeuner
	En-cas
	Déjeuner
	Goûter
	Dîner

Jour 4 _____/_____/ 20___

Heure	Activités Physiques ou Sportives	Temps	Km

Heure	Alimentation
	Petit-déjeuner
	En-cas
	Déjeuner
	Goûter
	Dîner

Jour 5 ____/____/ 20___

Heure	Activités Physiques ou Sportives	Temps	Km

Heure	Alimentation
	Petit-déjeuner
	En-cas
	Déjeuner
	Goûter
	Dîner

Jour 6 ____/____/ 20___

Heure	Activités Physiques ou Sportives	Temps	Km

Heure	Alimentation
	Petit-déjeuner
	En-cas
	Déjeuner
	Goûter
	Dîner

Jour 7 _____/_____/ 20___

Heure	Activités Physiques ou Sportives	Temps	Km

Heure	Alimentation
	Petit-déjeuner
	En-cas
	Déjeuner
	Goûter
	Dîner

Jour 8 _____ / _____ / 20_____

Heure	Activités Physiques ou Sportives	Temps	Km

Heure	Alimentation
	Petit-déjeuner
	En-cas
	Déjeuner
	Goûter
	Dîner

Jour 9 _____ / _____ / 20_____

Heure	Activités Physiques ou Sportives	Temps	Km

Heure	Alimentation
	Petit-déjeuner
	En-cas
	Déjeuner
	Goûter
	Dîner

Jour 10 _____/_____/ 20___

Heure	Activités Physiques ou Sportives	Temps	Km

Heure	Alimentation
	Petit-déjeuner
	En-cas
	Déjeuner
	Goûter
	Dîner

Jour 11 _____/_____/ 20_____

Heure	Activités Physiques ou Sportives	Temps	Km

Heure	Alimentation
	Petit-déjeuner
	En-cas
	Déjeuner
	Goûter
	Dîner

Jour 12 ____/____/ 20___

Heure	Activités Physiques ou Sportives	Temps	Km

Heure	Alimentation
	Petit-déjeuner
	En-cas
	Déjeuner
	Goûter
	Dîner

Jour 13 _____ / _____ / 20_____

Heure	Activités Physiques ou Sportives	Temps	Km

Heure	Alimentation
	Petit-déjeuner
	En-cas
	Déjeuner
	Goûter
	Dîner

Jour 14 _____/_____/ 20___

Heure	Activités Physiques ou Sportives	Temps	Km

Heure	Alimentation
	Petit-déjeuner
	En-cas
	Déjeuner
	Goûter
	Dîner

Jour 15 _____ / _____ / 20_____

Heure	Activités Physiques ou Sportives	Temps	Km

Heure	Alimentation
	Petit-déjeuner
	En-cas
	Déjeuner
	Goûter
	Dîner

Jour 16 _____/_____/ 20_____

Heure	Activités Physiques ou Sportives	Temps	Km

Heure	Alimentation
	Petit-déjeuner
	En-cas
	Déjeuner
	Goûter
	Dîner

Jour 17 _____/_____/ 20_____

Heure	Activités Physiques ou Sportives	Temps	Km

Heure	Alimentation
	Petit-déjeuner
	En-cas
	Déjeuner
	Goûter
	Dîner

Jour 18 ____/____/ 20___

Heure	Activités Physiques ou Sportives	Temps	Km

Heure	Alimentation
	Petit-déjeuner
	En-cas
	Déjeuner
	Goûter
	Dîner

Jour 19 _____/_____/ 20_____

Heure	Activités Physiques ou Sportives	Temps	Km

Heure	Alimentation
	Petit-déjeuner
	En-cas
	Déjeuner
	Goûter
	Dîner

Jour 20 _____/_____/ 20_____

Heure	Activités Physiques ou Sportives	Temps	Km

Heure	Alimentation
	Petit-déjeuner
	En-cas
	Déjeuner
	Goûter
	Dîner

Jour 21 ____/____/ 20___

Heure	Activités Physiques ou Sportives	Temps	Km

Heure	Alimentation
	Petit-déjeuner
	En-cas
	Déjeuner
	Goûter
	Dîner

Jour 22 _____/ _____/ 20_____

Heure	Activités Physiques ou Sportives	Temps	Km

Heure	Alimentation
	Petit-déjeuner
	En-cas
	Déjeuner
	Goûter
	Dîner

Jour 23 _____/_____/ 20____

Heure	Activités Physiques ou Sportives	Temps	Km

Heure	Alimentation
	Petit-déjeuner
	En-cas
	Déjeuner
	Goûter
	Dîner

Jour 24 _____/_____/ 20___

Heure	Activités Physiques ou Sportives	Temps	Km

Heure	Alimentation
	Petit-déjeuner
	En-cas
	Déjeuner
	Goûter
	Dîner

Jour 25 _____/_____/ 20____

Heure	Activités Physiques ou Sportives	Temps	Km

Heure	Alimentation
	Petit-déjeuner
	En-cas
	Déjeuner
	Goûter
	Dîner

Jour 26 ____/____/ 20___

Heure	Activités Physiques ou Sportives	Temps	Km

Heure	Alimentation
	Petit-déjeuner
	En-cas
	Déjeuner
	Goûter
	Dîner

Jour 27 ____/____/ 20___

Heure	Activités Physiques ou Sportives	Temps	Km

Heure	Alimentation
	Petit-déjeuner
	En-cas
	Déjeuner
	Goûter
	Dîner

Jour 28 _____/_____/ 20_____

Heure	Activités Physiques ou Sportives	Temps	Km

Heure	Alimentation
	Petit-déjeuner
	En-cas
	Déjeuner
	Goûter
	Dîner

Jour 29 _____ / _____ / 20____

Heure	Activités Physiques ou Sportives	Temps	Km

Heure	Alimentation
	Petit-déjeuner
	En-cas
	Déjeuner
	Goûter
	Dîner

Jour 30 _____/_____/ 20____

Heure	Activités Physiques ou Sportives	Temps	Km

Heure	Alimentation
	Petit-déjeuner
	En-cas
	Déjeuner
	Goûter
	Dîner

Jour 31 _____ / _____ / 20_____

Heure	Activités Physiques ou Sportives	Temps	Km

Heure	Alimentation
	Petit-déjeuner
	En-cas
	Déjeuner
	Goûter
	Dîner

Notes

Notes

Notes

Notes

Notes

Notes

www.ingramcontent.com/pod-product-compliance
Lightning Source LLC
Chambersburg PA
CBHW060416290526
45791CB00002B/777